AF232842

Conserver la couverture

DE L'HOMŒOPATHIE,

RÉPONSE A M. STOCKMAN

par J. BRENIER, D.-M.

A chacun la responsabilité de ses actes.

MONS,
IMPRIMERIE DEQUESNE-MASQUILLIER, GRAND'RUE, 25.
—
1867.

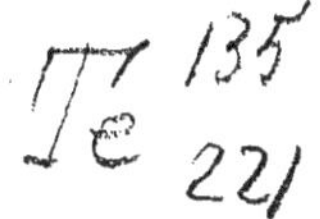

Tc 135 / 221

DE L'HOMŒOPATHIE,

RÉPONSE A M. STOCKMAN

par J. BRENIER, D.-M.

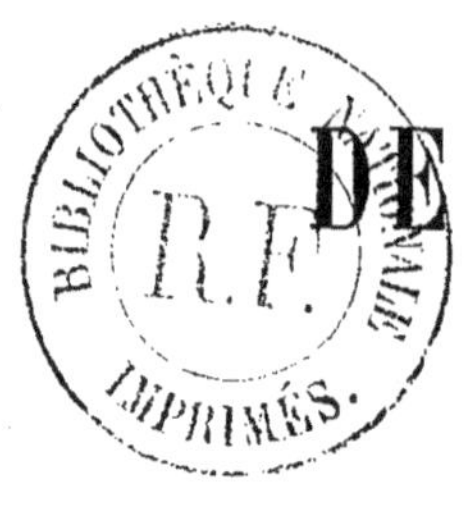

A chacun la responsabilité de ses actes.

La publication de mon mémoire sur l'homœopathie a donné lieu à un fait inoui. Un homme que je ne connais pas, que je n'ai pas nommé dans mon mémoire, m'a adressé une réfutation injurieuse jusqu'au délire. En écrivant une appréciation de l'homœopathie, j'ai usé d'un droit, et je n'avais pas à me préoccuper des opinions médicales de M. Stockman et de la crainte de lui déplaire. L'audace de cet homme ne pouvait rester impunie ; j'adressai ma réponse à la Société de médecine de Gand. A mon grand étonnement, cette assemblée, sur la proposition de M. Dumont, docteur homœopathe, avait failli à son devoir en votant l'impression du pamphlet de M. Stockman, mais mon étonnement fut bien plus grand encore, lorsque j'appris que sur les conclusions du même M. Dumont, elle avait voté « l'impression de la partie purement scientifique, de ma réponse, » et exigeait de moi « la suppression de toutes les personnalités adressées à M. Stockman » (¹). La

---

(¹) Les rapports de M. Dumont, abondent en hésitations et en contradictions ; quand vous croyez saisir sa pensée, elle vous échappe. Nommé rapporteur de la commission appelée à examiner mon mémoire, il fait un rapport verbal. Sur l'invitation de l'assemblée, il écrit son rapport (page 8). J'espérais le lire dans le bulletin, il n'y a pas encore paru. Il reconnaît que « le droit de réponse est implicitement établi dans le règlement, et que M. Stockman a le droit de me répondre, même par écrit (page 238), » et il me dénie le droit établi dans le règlement de répondre aux injures de son collègue. Il ne voit dans les invectives de M. Stockman, que « des expressions un peu vives qui ne dépassent point les limites légitimes de ce genre de discussion ! » et il demande la suppression de ces expressions qu'il trouve légitimes ! Il laisse à M. Stockman « la responsabilité des expressions qu'il emploie, et il assume sur lui cette responsabilité par les conclusions de son second rapport qui impliquent l'approbation des injures de son collègue. Dans son premier rapport, M. Dumont, en demandant la suppression de

société reconnaissait donc à un de ses membres le droit de m'insulter, et me déniait le droit de lui renvoyer l'insulte. Elle ouvrait le volume de ses publications à l'attaque, elle le fermait à la défense. Pour la seconde fois, elle faillissait à son devoir. L'honneur ne me permettait pas de me soumettre à une semblable décision, et de faire désormais partie d'une assemblée qui, par le fait de ses votes, s'associait à la pensée qui avait inspiré de coupables invectives, et les couvrait de son approbation. J'envoyai donc sur le champ à la Société de médecine de Gand, ma démission de membre correspondant.

La Société de médecine de Gand peut me fermer le bulletin de ses publications, elle n'étouffera pas ma voix et elle ne brisera pas ma plume. C'est au corps médical que j'adresse mon appel, c'est le corps médical que je prends pour juge entre M. Stockman, M. Dumont, la Société de médecine de Gand et moi. J'attends son arrêt avec confiance. Le corps médical dira si j'avais le droit de juger sévèrement le charlatanisme de Hahnemann ; si le pamphlet de mon adversaire peut être avoué par un homme qui se respecte; si les flèches de Parthe qu'il me lance en se réfugiant lâchement derrière le vote protecteur de ses collègues ne sont pas l'aveu d'une défaite honteuse ; si les rapports de M. Dumont sont des témoignages de franchise ; si la Société de médecine de Gand pouvait, sans manquer de dignité, me livrer aux injures d'un de ses membres, si elle pouvait, sans enfreindre les lois de la justice, me refuser le droit de me défendre.

---

certaines expressions employées par M Stockman, propose à l'assemblée « de laisser à l'auteur le soin de ces corrections dans le travail de révision des épreuves » ; mais M. Stockman ne prit pas au sérieux l'adoption de ces conclusions par la société, il laissa les passages injurieux dont la suppression *paraissait être* une condition formelle du vote de ses collègues La décision de la société n'avait en effet rien de serieux, car non seulement elle ne crut pas devoir désavouer les injures dont elle avait interdit l'impression, mais elle les approuva hautement en me contestant le droit d'y répondre On chercherait en vain dans les annales des sociétés savantes un seul vote que l'on puisse comparer à celui que vient d'émettre la Société de médecine de Gand. Cette assemblée m'annonce qu'elle ne peut accepter la forme de ma réponse. Dans d'autres circonstances, je ne l'aurais pas choisie, mais elle m'était imposée par la forme de la réponse de M. Stockman que la Société de médecine de Gand a trouvée acceptable. A la sottise, j'ai opposé le persiflage, à l'injure, j'ai opposé l'injure.

A Messieurs les Membres de la Société de médecine de Gand.

Messieurs et très honorés confrères,

J'ai l'honneur de vous adresser ma réponse à M. Stockman ; je vous prie de décider l'impression de cette réponse et de cette lettre dans le prochain numéro de votre bulletin. Je suis dans une position exceptionnelle ; les injures que m'a adressées M. Stockman sont tombées dans le domaine public ; il serait pénible pour moi que l'impression de ma réponse fût différée pendant deux mois. Tant d'audace m'étonne. Que M. Stockman le sache bien, l'imputation infâme qu'il dirige contre moi est de celles qu'on n'oublie pas, et qu'on ne pardonne pas. L'inquisition, qu'est-ce que cela signifie ? Quel rapport y a-t-il entre l'inquisition et mon mémoire ? Qu'y a-t-il d'inquisitorial dans mon travail ? Les ouvrages de Hahnemann, ceux de ses adversaires, ceux de ses défenseurs, tout cela appartient à la publicité, et l'idée de publicité exclut nécessairement l'idée d'inquisition. Que l'on combatte mes idées, c'est très bien, mais qu'on en respecte l'auteur. Si la valeur de mes appréciations peut être contestée par tout le monde, mon honorabilité ne peut être contestée par personne ; pour avoir le droit de m'accuser, il faudrait au moins me connaître. Les personnes auxquelles j'ai communiqué la réponse de M. Stockman ont été frappées de stupeur. Évidemment, la conscience publique se révolte, on se demande si une semblable conduite est possible, on se demande si en écrivant des injures que l'homme le plus éhonté désavouerait, il était dans son bon sens. En définitive, que veut cet homme ? Je ne le connais pas, son nom ne se trouve pas dans mon mémoire, il ne répond pas à une attaque personnelle. J'ai écrit une appréciation de la doctrine de Hahnemann, je l'ai jugée sévèrement, j'ai usé d'un droit, et j'ai la conscience d'avoir rempli un devoir, car je m'estimerais heureux si mes efforts pouvaient contribuer à détruire de funestes erreurs. Vraiment, il s'agissait bien de M. Stockman. Que m'importe la personne de M. Stockman. En substituant à une question de doctrine, une question personnelle, il exagère singulièrement son importance.

Je renvoye à M. Stockman, *toutes les injures qu'il m'adresse,* soit en son nom, soit en les empruntant sournoisement aux ouvrages des docteurs André, Teste et Feuillet. C'est à M. Stockman en effet que doivent s'adresser les imputations que renferment ces injures, et je vais le prouver. M. Stockman, page 229, cite, en le tronquant, un passage de mon mémoire, il lui fait exprimer une pensée qui n'est pas la mienne, donc il n'est pas sincère. Il craint d'être seul dans la lutte, il appelle à son aide une plume plus exercée que la sienne, donc il est lâche. Son impuissance de réfuter les arguments que j'ai opposés aux principes de l'homœopathie est évidente, donc son ignorance ne l'est pas moins. Il m'applique, sans me connaître, les paroles des docteurs André, Teste et Feuillet, donc il est volontairement aveugle, et il me calomnie. Pour lui, la réfutation n'est rien, l'injure est tout, donc son travail n'est qu'une diatribe. Il n'a écrit qu'une méchante compilation, donc sa réponse se compose de vieilles idées cent fois répétées. Il croit à l'efficacité d'un traitement médicamenteux dans des lésions chirurgicales, donc il a l'esprit faux. Il cite, non sans intention, les paroles de M. André sur les apôtres de la vérité, donc il est orgueilleux. Il avoue, et cette fois il est sincère, que de longues années sont nécessaires pour apprendre la nouvelle doctrine, donc il est paresseux.

Ce n'est pas dans un moment de colère irréfléchie, mais après six mois de méditation que M. Stockman adresse à la société de médecine de Gand une réponse qui est un chef-d'œuvre de bêtise et de méchanceté. Son pamphlet sera lu avec indignation par les membres du corps médical. J'espère au reste, qu'après avoir été injurié par cet homme, je ne serai jamais loué par lui. « Il y a, dit La Rochefoucauld, des reproches qui louent, et des louanges qui médisent. »

M. Stockman cite, page 235, les passages de mon mémoire qui ont provoqué sa colère. Comment donc! « Je tonne contre le principe des semblables! J'ai osé dire que l'*Organon* et le traité de matière médicale pure sont des mystifications! » M. Stockman s'attribue le rôle de la mouche du coche. Serait-il par hasard l'auteur de ces ouvrages et le principe des semblables s'est-il incarné en lui? Comment! De par la volonté souveraine de M. Stockman, il est défendu de juger Hahnemann! On revendique pour l'auteur de l'homœopathie un privilège que l'on n'a jamais réclamé pour aucun personnage historique! Si la mémoire de Hahnemann est inviolable, si ses écrits sont sacrés, qu'on le dise, qu'on écrive dans le code le crime de lèse-majesté hahnemannienne, et nous gar-

derons le silence. Si l'homœopathie est une arche sainte à laquelle il est défendu de toucher, qu'on veuille bien nous l'apprendre, nous ne nous exposerons pas aux bûchers de l'inquisition et aux foudres vengeresses de M. Stockman. Les homœopathes indépendants eux-mêmes, ceux qui sont peu disposés à s'incliner devant l'idole, s'imposeront une prudente réserve dans leurs appréciations de la doctrine, ils ne diront plus, « qu'ils ne croient pas à l'action
« des doses infinitésimales, ou tout au moins qu'ils en doutent —
« que leur expérience personnelle n'est pas en leur faveur —
« qu'elles sont non actives — que ce ne sont pas les doses infinité-
« simales qui agissent dans la guérison d'une maladie, mais la
« nature — qu'un cas isolé a peu de valeur — qu'il n'y a pas
« une seule maladie dont le traitement homœopathique ait été
« franchement élucidé — qu'il n'y a pas un seul groupe de symp-
« tômes nettement déterminé sur lequel les médecins homœopathes
« soient d'accord — qu'on ne doit admettre la loi des semblables
« que dans un certain cercle — qu'on trouve dans la matière médi-
« cale de Hahnemann un amas diffus de symptômes nombreux
« souvent contradictoires ou puérils, et dans les faits cliniques
« un grand nombre d'observations péchant par le diagnostic, et
« montrant souvent à cet égard une erreur grossière — qu'on ne
« peut absoudre les erreurs des homœopathes des anciens jours
« — qu'il faut prouver avant de croire — qu'il y a des esprits
« trop crédules, etc., etc. » Ces appréciations sévères de l'homœopathie, de qui émanent-elles ? Des adversaires de cette doc-
trine ? Non Messieurs, je n'ai fait que reproduire les paroles de Messieurs Curie, Crétin et Jousset. Si M. Stockman les avait connues, il aurait sans doute prodigué l'injure à ces médecins courageux et sincères qui ne craignent pas de combattre l'erreur, même quand ils la rencontrent sous leur drapeau.

Avant d'écrire, ce qu'il appelle sa réfutation, M. Stockman aurait dû se souvenir du précepte d'Horace :

> versate diu quid ferre recusent,
> Quid valeant humeri.

Que M. Stockman sache traiter la rougeole et la scarlatine, avec ou sans globules ; il l'affirme, je le crois et je ne lui demande pas de certificats ; mais cela ne suffit pas pour aborder des questions de doctrine médicale. Ces questions se lient à des idées philosophiques dont la connaissance est entièrement étrangère à M. Stockman et dont il ne soupçonne même pas l'existence. A-t-il jamais pensé à la filiation qui existe entre certains points de la doctrine de Hahnemann et la philosophie allemande? Si on lui expliquait cette filiation, la comprendrait-il? Il croit faire merveille en empruntant des citations aux ouvrages de Jahr, de Feuillet, de Perrussel, de Griesselich, de Léon Simon, de Trousseau, d'André, de Teste, etc., etc. Après avoir cité, il ressent une satisfaction béate, et il ajoute niaisement : « ces « lignes sont à l'adresse du docteur Brenier. » Ailleurs, il annonce qu'il va « me contrarier singulièrement, » ailleurs encore, « il annonce qu'il va « me faire plaisir. » Le pauvre homme ! Il cite, il cite encore, il cite toujours. Quand un ouvrage lui tombe sous la main, il lui emprunte citations sur citations. La manie citative de M. Stockman me rappelle les vers si connus du *Pauvre diable* :

> Au peu d'esprit que le bonhomme avait,
> L'esprit d'autrui par supplément servait,
> Il compilait, compilait, compilait.

Lorsque sonnera la trompette de la résurrection, si les auteurs cités reprennent ce qui leur appartient, il restera bien peu de chose de l'œuvre de ce fatigant et infatigable citateur. Pour atténuer le triste effet de tous ces emprunts, il ne met de guillemets qu'au commencement des alinéas. Le procédé est ingénieux.

Ce qui est parfaitement risible, c'est qu'après avoir lu et cité tant d'ouvrages sur l'homœopathie, il paraît convenir qu'il connaît peu cette science sublime dont il se constitue le champion, c'est du moins ce qu'on doit conclure des reproches pleins d'amertune qu'il adresse dans sa péroraison « aux homœopathes rigoureux » au nom « des homœopathes moins sévères » (page 237.) Avant de « quitter l'allopathie pour l'homœopathie, » il faut, dit-il « une transition que la *nécessité* d'apprendre la nouvelle doctrine « fait *nécessairement* durer des années entières. » Si je ne me trompe, M. Stockman en est encore à la période de transition, car les passages que je viens de citer me font présumer qu'il n'a pas encore, pour parler son langage exquis, « quitté l'allopa- « thie. » Doué d'une prodigieuse faculté synthétique, il adopte provisoirement pour doctrine médicale, l'homœoallopathie, ou si l'on préfère une dénomination moins polysyllabique, la pantopathie.

Je viens de parler de la page 237 de la réponse de M. Stockman. Eh bien, si on lisait les quatorze lignes qui terminent cette page en présence d'un partisan de l'homœopathie, il les attribuerait à un adversaire de cette doctrine. Jamais insulte plus grave n'a été adressée aux défenseurs des principes de Hahnemann, soit qu'ils adoptent l'homœopathie en excluant tout autre système , soit qu'ils l'admettent sans renoncer aux principes de la médecine traditionnelle.

Je ne terminerai pas cette lettre sans répondre à une insinuation de M. Stockman. Il paraît croire que mon mémoire a été commencé il y a trente ans. Cette insinuation, si elle était vraie, prouverait en ma faveur ; on devrait en conclure que mes études sur l'homœopathie ne sont pas récentes , et que jai acquis le droit d'en parler avec connaissance de cause. Mais M. Stockman se trompe ; avant le mois de juillet 1866, je n'ai jamais eu la pensée de publier une seule ligne sur l'homœopathie Les motifs de ma détermination sont récents ; mais je ne crois pas devoir les faire connaître , ils ne sont pas du ressort de la publicité.

Je comprends le dépit, les craintes, l'anxiété de M. Stockman ; mais, dans son intérêt, il devrait les dissimuler. Les gens du monde admirent l'homœopathie sur parole , mais personne ne veut la connaître. Il faudrait lire *l'Organon*, et ce serait bien long, bien fastidieux ; on ne veut pas se donner cette peine. Eh bien, j'ai présenté au commencement de mon mémoire un résumé de la doctrine de Hahnemann extrait de *l'Organon*. Je défie les gens du monde qui ont lu ce résumé de croire désormais à l'homœopathie. De là , les ignobles colères de M. Stockman. Aussi, dans un passage de sa réponse, page 217, il parle de ma *perspicacité* ; et, s'il l'osait, il me la reprocherait. J'en suis bien fâché pour M. Stockman ; mais je ne me suis pas cru obligé de lui demander son assentiment avant d'exposer et de combattre les principes développés dans *l'Organon* ; je ne me suis pas non plus cru obligé de parler de l'homœopathie à genoux et chapeau bas.

Agréez, Messieurs et très honorés confrères, l'assurance de ma considération la plus distinguée.

J. BRENIER,

D. M.

Mons , le 27 août 1867.

Réponse à M. Stockman.

Delenda Carthago !

Caton.

En lisant les premiers mots de cette chose intitulée par M. Stockman : Réfutation de *quelques points* traités par M. le docteur Brenier dans son mémoire sur l'homœopathie, j'ai prévu que cette prétendue réfutation n'est pas un travail sérieux. Dans mon mémoire, j'ai exposé les principes de l'homœopathie, j'en ai démontré l'inanité, il fallait me combattre page par page, argument par argument ; il fallait détruire mes raisonnements en leur opposant des raisonnements plus décisifs. M Stockman n'a pas essayé d'accomplir cette tâche, et il a bien fait ; c'eût été plus que difficile. Après avoir lu cette insignifiante rapsodie, cette compilation indigeste que M. Stockman appelle lui-même une ébauche, je ne sais s'il croit à l'infinitésimisme, au dynamisme, à la théorie de la psore, à la force sans matière ; en un mot, s'il croit aux principes de la doctrine. Passe-t-il condamnation sur tout cela ? Il ferait bien de nous l'apprendre. J'avais d'abord l'intention de ne pas répondre à M. Stockman, car cette quasi-réfutation ne mérite pas de réponse ; mais le silence ne m'est pas permis. En combattant l'homœopathie, j'ai usé d'un droit, et mon appréciation n'a pas été plus sévère que celles qui ont été émises à la séance de la Société homœopathique de Paris du 5 décembre 1866. Il serait étrange que M. Stockman me déniât un droit hautement proclamé par Messieurs les docteurs homœopathes Curie, Crétin et Jousset, qui ont certainement une plus haute valeur scientifique que lui. Je l'ai dit, j'ai usé d'un droit ; ce droit, je saurai le faire respecter, mais j'aurais plutôt brisé ma plume que de me livrer à des attaques personnelles, que de me permettre des imputations odieuses. Bien plus, j'ai reconnu que parmi les homœopathes, il y a des hommes sincères et convaincus. M. Stockman n'a pas imité cette réserve ; il m'a adressé des injures stupides qu'il n'oserait pas me dire en face, et qui ne seraient pas tombées de sa plume s'il se respectait lui-même. Si j'avais écrit vingt volumes sur l'homœopathie, jamais la pensée de l'inquisition ne se serait présentée à mon esprit. Cet homme me croit digne de remplir les fonctions de grand inquisiteur, et de mettre Bojanus à la torture. A de semblables paroles, je ne devrais opposer que le silence du mépris. Il parle de honte dans son épigraphe[1]. S'il y a de la honte dans tout ceci, elle ne peut exister que chez l'homme qui m'adresse des injures qui retomberont sur sa tête, et qui seront flétries par l'opinion publique justement indignée. Si, à propos d'une discussion médicale, M. Stockman parle de grand inquisiteur, c'est qu'apparemment, en s'interrogeant lui-même, il a reconnu en lui l'aptitude nécessaire à l'exercice de ces fonctions. Si jamais l'on rétablit en Belgique la charge de grand inquisiteur, il posera certainement sa candidature.

Mon mémoire a été commnnniqué à la Société de médecine de Gand le 17 septembre 1866. D'après une déclaration écrite en tête de mon mémoire, et signée par M. le docteur Van Bambeke, mon manuscrit a été remis par cet honorable collègue à M. Stockman le 18 octobre 1866. L'élucubration de M. Stockman a été présentée à la Société de médecine de Gand le 7 mai 1867. Il lui a fallu six mois révolus pour écrire, je me sers de ses propres expressions, *une ébauche*, et une réfutation de *quelques points* traités dans mon mémoire. L'accouchement a été laborieux, et l'enfant, malgré les six mois de gestation n'est pas viable. *Tantœ molis erat!* Six mois! Il a du se reposer le septième. Au reste, il avoue lui-même, que cette réfutation est au-dessus de ses forces. Sur ce point, je suis parfaitement d'accord avec lui. Mais puisqu'il avoue son insuffisance, il aurait du se récuser, et abandonner à un collègue plus capable que lui le soin de réfuter mom mémoire.

M. Stockman reproche à M. le professeur Dumas d'avoir dénaturé certains faits, d'avoir fait le roman, non l'histoire de l'homœopathie. Il serait bien simple de réfuter le roman et d'écrire l'histoire, mais il est plus facile de procéder par assertions tranchantes. M. Stockman affirme avec autant d'assurance que s'il s'adressait aux habitants de la lune. C'est donc M. Dumas qui a inventé les doses infinitésimales, le vase aux dimensions colossales que vous savez, les propriétés dynamiques, la matière médicale pure, l'action pathogénésique de la camomille, les circonstances qui doivent accompagner l'administration des médi-

---

[1] Voici cette épigraphe : Non pudeat te nihil scire, turpe est nihil discere velle. Traduction libre : Il est honteux quand on n'est qu'un ignorant de se constituer le champion d'une doctrine médicale dont on ne connait pas, dont on ne veut pas étudier les principes.

caments? L'homœopathie est un roman en effet, mais je doute que M. Dumas ait la prétention d'avoir imaginé ce roman. M. Stockman attaque M. Dumas, une des plus grandes illustrations scientifiques de notre époque. Toujours les Géants et les Pygmées. M. Stockman a un triste courage. Moi du moins, j'ai reconnu en M. Risueno d'Amador « un savant éminent, une haute intelligence » J'ai reconnu en M. Léon Simon « un médecin d'un incontestable talent. » M. Stockman reproche à M. Dumas d'avoir *dénaturé* des faits. Accusation bien grave, qu'il n'essayera pas de prouver. Cet homme ne respecte donc rien? Accuser M. Dumas d'avoir *dénaturé* des faits, mais c'est du délire.

M. Stockman dit n'avoir trouvé dans mon mémoire que « des » objections vulgaires cent fois réfutées. » Je le défie de prouver son assertion. Réfutées à quelle époque? par qui? Si mes objections ont été réfutées, M. Stockman se ferait la partie belle en reproduisant ces réfutations. C'est ce qu'il ne fait pas, et ce qu'il ne saurait pas faire. J'ai emprunté, il est vrai, quelques arguments à plusieurs auteurs, mais je les ai nommés, et j'ai noté par des guillemets les passages cités. Ces citations constituent-elles toute ma réfutation? J'en appelle à la bonne foi de tous les médecins qui ont lu mon mémoire.

M. Stockman espère « qu'une plume plus exercée que la sienne » lui viendra en aide. Il observe sans doute chaque jour tous les points de l'horizon pour signaler au monde hahnemannien l'apparition de cette bienheureuse plume plus exercée que la sienne. En attendant l'arrivée de cette plume si ardemment désirée, il emprunte la plume de M. Jahr. Cela fournit deux pages à son ébauche. J'ai beau lire et relire ces deux pages, il m'est impossible d'y trouver une réfutation de mon mémoire. A-t-il voulu tout simplement faire du remplissage, alors il aurait pu citer au hasard les deux premières pages venues de l'ouvrage de M. le docteur Jahr, il n'eût pas moins atteint son but.

M. Stockman va-t-il enfin réfuter les arguments que j'ai opposés aux principes de l'homœopatie? Va-t-il prouver que l'infinitésimisme, le dynamisme, le psorisme, le syphilisme, le sycosisme, sont des vérités? Pas le moins du monde. Mais s'il ne veut pas refuter mon mémoire depuis la première page jusqu'à la dernière, pourquoi donne-t-il à son ébauche le titre de réfutation, ou plutôt, pourquoi a-t-il fait son ébauche? Après avoir emprunté la plume de M. le docteur Jahr, le voilà maintenant qui emprunte

la plume de M. le docteur Perussel pour prouver, quoi ? Que
l'homœopathie est une vérité ? Non, que Halmemann est un grand
homme. Voilà un singulier paralogisme. Mais réfutez-moi donc,
mais prouvez donc que je me suis trompé ; après cela vous chan-
terez la gloire de Halmemann tant que vous voudrez. M. Stockman ne se croit peut-être pas encore suffisamment éclairé pour
prendre la défense des doses infinitésimales, des propriétés dynamiques de la théorie de la psore. Dans l'étude de cette science
surhumaine, les chevrons ne viennent pas vite. Il avoue, (page
237) qu'il faut « des années entières pour apprendre la nouvelle
« doctrine » soit, nous attendrons dix ans s'il le faut. Espérons
que dans dix ans il nous offrira autre chose qu'une « ébauche
« contenant la réfutation de quelques points. » Il pourra aussi
pendant ces dix ans « exercer sa plume » et surtout, étudier les
préceptes de la politesse, des convenances, des égards, du bon
ton, de la bienséance ; car il paraît avoir peu médité les *Leçons
de civilité* qu'on lui a mises dans les mains dans son enfance, et
je doute beaucoup que dans cette branche de l'enseignement pri-
maire, il ait jamais obtenu la couronne ou l'accessit.

Je ne sais si M. Stockman admet les doses infinitésimales ; il
nous indique comme doses infinitésimales, (page 215) ; $\frac{1}{100}$ $\frac{1}{50}$ de
grain, 1 grain, 15 centigrammes. Voilà ce que M. Stockman
appelle « des doses vraiment fabuleuses comme infinitésimales. »
Nous voilà loin des novemdécillionièmes. M. Stockman se moque-
t-il du monde ?

Après la citation empruntée à l'ouvrage de M. le docteur
Perussel, M. Stockman est bien près de faire entendre le cri de
triomphe d'Archimède. Hipprocrate est le créateur de l'homœopathie ! « N'a-t-il pas écrit ? *Vomitus vomitu curatur.* » Si
Hippocrate pouvait renaître, il serait bien étonné d'apprendre
qu'il est l'auteur de l'homœopathie. Le vomissement guérit le
vomissement ; c'est quelquefois vrai. Si les vomissements sont dus
à une indigestion, il la guérissent en déterminant le rejet des
aliments, mais si les homœopathes généralisent cette thérapeutique, ils traiteront par le tartre émétique le vomissement produit
par l'ingestion intempestive du tartre émétique, le vomissement
dû à l'inflammation de l'estomac, au cancer de cet organe, à la
gastralgie, à une occlusion intestinale, aux maladies de l'utérus,
à l'état de grossesse, à la péritonite, aux maladies cérébrales, etc.
Pour rester fidèle au principe des semblables, ils traiteront l'apo-

plexie par l'opium, la cystite par les cantharides, la pléthore par les ferrugineux, l'anémie par la saignée, les hémorrhagies utérines par les emménagogues, etc.

M. Stockman va-t-il enfin aborder la discussion des arguments par lesquels j'ai combattu les principes développés dans l'*Organon*[1]? Non, il nous donne la liste des découvertes de Hahnemann. Ces brillantes découvertes, en y comprenant l'efficacité du sel marin dans la phtisie, constituent un bagage scientifique fort mince. Maintenant voici venir un nouvel emprunt à la plume de M. le docteur Feuillet. Cela fournit encore une page à l'ébauche de M. Stockman. Vient ensuite une appréciation de la doctrine homœopathique par Trousseau. Quelle mosaïque! L'appréciation de Trousseau m'importe fort peu.

Page 207. « L'homœopathie, dit M. Stockman, oblige à une » pharmacopée et à une posologie ou préparation et administration » tout à fait nouvelles et différentes des médicaments. » Ah oui, les dilutions, les triturations, les succussions. Réservez tout cela pour la prochaine édition du *Livre des secrets du grand et du petit Albert*.

Page 212. M. Stockman suppose « que j'ai fait des expériences

---

(1) M. Stockman n'est pas le seul homœopathe qui renonce à défendre les les principes de *l'Organon*. Au moment où j'écris ces pages, je lis dans une lettre adressée par M. le docteur Perussel à M. le Rédacteur de l'Abeille médicale, le 27 juillet, le passage suivant : « Vous nous attaquez sans cesse « sur nos doses infinitésimales, comme si elles étaient la base de notre « méthode ou réforme de l'art de guérir .... ce n'est pas là qu'est le « nœud gordien de la difficulté pour tous, mais bien dans la vérité du « principe *similia similibus curantur*........ »

Si les homœopathes rejettent les principes de la doctrine de Hahnemann, que devient cette doctrine ? Si le principe de l'administration des médicaments à doses infinitésimales n'a aucune importance, pourquoi prescrivent-ils à leurs clients des médicaments à doses infinitésimales ? S'ils ne conservent qu'un seul principe de *l'Organon*, le principe des semblables, je le répète, ils doivent nécessairement le généraliser, car l'idée de principe implique l'idée de généralisation. Alors, pourquoi ne traitent-ils pas toutes les maladies par les médicaments qui produisent ces maladies chez l'homme sain, non pas à doses infinitésimales, puisqu'ils font bon marché de ces doses, mais à doses pondérables ? Je demanderai pour la seconde fois, pourquoi ils ne traitent pas l'apoplexie par l'opium, la cystite par les cantharides, les hémorhagies utérines par les emménagogues, aux doses indiquées dans les formulaires.

» répétées et sérieuses avec des doses infinitésimales. » Je veux bien faire preuve de modération, et me contenter d'accuser M. Stockman d'étourderie. Avant de me réfuter, il devrait me lire. Qu'il lise donc ma réponse, page 104 de mon mémoire. « L'expé-» rimenter, c'est autre chose, un médecin ne doit consulter dans » le traitement d'une maladie, que sa conviction et sa conscience. » Je repousse donc, de toute la force de ma conviction et de ma conscience, la supposition aussi fausse que malveillante de M. Stockman.

M. Stockman nous apprend qu'en Allemagne, on a essayé de traiter la pneumonie par l'expectation et que « des centaines de » malades sont morts victimes de ces expériences coupables. » Vraiment je le crois bien, il n'y a pas de maladie qui exige une thérapeutique plus active que la pneumonie. Un médecin judicieux ne conseillera jamais l'expectation dans cette maladie. Les expériences, coupables en effet dont parle M. Stockman, ne sont pas des arguments qu'on puisse invoquer à l'appui de l'homœopathie. Le traitement de cette maladie par l'homœopathie, dit M Stockman ne donne qu'une mortalité de 8 p. %. Je répondrai à M. Stockman que la bronchite est bien plus fréquente que la pneumonie, il est donc probable que ces cas nombreux de pneumonies guéries par l'homœopathie étaient des bronchites dont le diagnostic a offert quelques difficultés.

Il est parfaitement inutile je crois de réfuter tous les alinéas de l'ébauche de M. Stockman ; non seulement il ne veut pas, ou il ne peut pas combattre mes raisonnements, mais il me fait des objections que j'ai prévues et auxquelles j'ai répondu d'avance. Je ne pourrais donc repondre aux arguties de M. Stockman qu'en reproduisant une partie de mon mémoire. Evidemment, c'est impossible. Que M. Stockman le relise et qu'il tâche de le comprendre.

Page 214. M. Stockman nous raconte des conversations entre des concurrents et des juges de concours. Commérage que tout cela. Passons.

Page 215. M. Stockman invoque l'autorité scientifique d'un supérieur de la Trappe et d'un Révérend Père. C'est toute une odyssée que le récit de M. Stockman. D'abord, le trappiste revient de Paris où il s'est rendu dans des intentions entièrement thérapeutiques. Il rencontre le R. Père à Staouëli et lui raconte comment le docteur Petroz l'a guéri d'une fièvre intermittente opiniâtre par un grain de quinine, dose essentiellement infinitésimale. Le R. Père s'était embarqué pour l'Algérie dans le but très-louable de recevoir dans cette contrée lointaine des leçons homœopathiques du docteur Rapou. Suffisamment initié aux mystères de l'infinitésimisme, « il se met à expérimenter » la quinine et l'arsenic, non plus à la dose d'un grain, mais à des doses vraiment infinitésimales.

N'oublions pas la date de ces grands évènements : Octobre 1849.

Notons ausssi qne cet épisode de l'ébauche de M. Stockman suffirait seule pour réfuter victorieusement tout mon mémoire.

Pour en finir avec le R. Père de Staouëli, espérons que ses idées réformatrices ne se borneront pas à la médecine, mais qu'elles s'étendront aux sciences physiques. « La science ne peut pas toujours rester emprisonnée dans le lit de Procuste[1]. » On nous a déjà prouvé qu'il existe *une force sans matière*, espérons qu'on nous démontrera bientôt que la pesanteur est une force qui *éloigne* les corps du centre de la terre. Il est temps aussi de modifier l'énoncé des lois de l'attraction ; on nous répète depuis trop longtemps que cette force est en raison directe des masses, et en raison inverse du carré des distances; il nous faut du nouveau, il est temps de démontrer que l'attraction est en raison directe du carré des distances et en raison inverse des masses. Cela ne sera pas plus étonnant que la supériorité d'action des doses infinitésimales sur l'action des doses pondérables. Chaque science doit désormais avoir son *Organon*. Les géomètres seront invités à modifier quelque peu leur définition de la ligne droite. On examinera aussi, si l'axiôme : La partie est moins grande que le tout, est aussi indiscutable qu'on veut bien le dire. L'équation $2 + 2 = 4$ a peut-être fait son temps; l'équation $2 + 2 = 1$ est peut-être plus près de la vérité. C'est encore là un point à examiner.

La généralisation de l'infinitésimisme conduira à des conséquences inattendues. Le procédé de l'ours de la fable qui empoignait

---

[1] Expression éloquente de M. Stockman, page 238, il parle de science médicale.

On ne s'attendait guères,
A voir Procuste en cette affaire.

M. Stockman se complaît singulièrement dans les idées de torture.

un pavé pour assommer l'amateur des jardins pourra être avantageusement modifié ; l'ours parviendra plus sûrement et plus économiquement au même résultat à l'aide de cinq centigrammes du même pavé soumis au trente atténuations et suffisamment pourvus de propriétés dynamiques par le procédé que vous savez. Les fusils à aiguille seront des armes bien plus meurtrières, si, aux balles de plomb, on substitue cinq centigrammes de ce métal trente fois atténués, et convenablement dynamisés. Enfin, pour rentrer dans le domaine médical, il sera parfaitement inutile de se procurer des doses considérables de sulfate de quinine pour les longues navigations ; quelques centigrammes de ce sel, projetés dans l'océan, suffiront pour lui communiquer des propriétés fébrifuges. Les propriétés dynamiques produites par la succussion ne feront pas défaut, elles seront suffisamment développées par le flux et le reflux de la mer et par les tempêtes.

Paulò minora canamus, parlons d'autre chose, sans transition ; on peut s'en dispenser quand on examine un travail aussi décousu que l'ébauche de M. Stockman.

Il paraît (page 217) qu'il y a des hôpitaux homœopathiques dans tout l'univers et dans mille autres lieux, M. Stockman ne nous dit pas dans quels documents officiels il a puisé ses renseignements réduits par M. Dumas à leur juste valeur (discours cité pages 18-31). Au reste, les homœopathes peuvent établir des hôpitaux si cela les amuse. « Si les homœopathes veulent des « dispensaires, dit M. le professeur Bouillaud, on devrait les leur « accorder, à condition qu'ils y soient traités eux-mêmes en cas « de maladie ce serait le meilleur moyen de les y faire renoncer. »

Ces détails sur les hôpitaux homœopathiques ne prouvent rien. Que l'Angleterre ait l'ineffable bonheur de posséder cinq hôpitanx homœopathiques ; qu'un décret de sa Majesté la Reine d'Espagne prescrive la création d'un enseignement et d'un clinique homœopathique sous la direction de M. le docteur Marquis de Nunez, Grand d'Espagne, cela dispense-t-il M. Stockman de démontrer que l'infinitésimisme, le dynamisme et la théorie de la psore (¹) sont des vérités ?

(¹) La psore ! Pourquoi pas la gale ? D'abord, le mot psore est plus scientifique, il a l'honneur de dériver de la langue grecque. Puis, le mot ennoblit la chose. Une dame de bon ton, si elle a le malheur d'avoir un accès de migraine, peut accepter la qualification de psorique, mais la qualification de galeuse, jamais.

M. Stockman nous parle de la fameuse expérience pyrétogé-
nique mille fois racontée. Assez, Assez. Pourquoi ne répète-t-il
pas sur son aimable personne cette expérience mirifique ? Pourquoi ne se donne-t-il pas un accès de fièvre intermittente en
présence de tous les médecins de la ville de Gand ? Ce serait chose
si facile, et il convertirait tant de médecins à la foi homœopathique. Allons M. Stockman, essayez, cueillez la palme du
martyre. Il est bien entendu qu'il faut un résultat complet. L'état
fébrile de Brétonneau, la fièvre de quinquina de Trousseau
(page 221) ne suffisent pas ; il nous faut bel et bien les trois
stades de la fièvre intermittente comme dans la hâblerie hahnemannienne. On a beau nous assurer que l'expérience pyrétogé-
nique, a été répétée plusieurs fois, il y a dans le corps médical
plus d'un Thomas l'incrédule qui, avant de croire, ne serait pas
fâché de voir.

M. Stockman ne doute pas que le veratrum ne produise le
choléra (page 223). S'il considère comme des cas de choléra les
faits qu'il emprunte à Ledel et à Murray, il fait d'étranges dia-
gnostics. Si les symptômes observés par Ledel et Murray suffisent
pour constituer le choléra, il n'est pas de médicament drastique
qui ne puisse produire cette maladie.

(Page 225, 1er alinéa.) Cela devient assommant ; j'ai répondu
à cet alinéa avant qu'il ne fut écrit. Voyez mon mémoire, page
79, note 1.

M. Stockman trouve fort simples les symptômes opposés produits par l'expérimentation pure. Je demanderai à M. Stockman
si l'administration des médicaments à doses pondérables ; purga-
tifs, vomitifs, etc. ne produit pas dans tous les cas des effets
identiques, M. Stockman me demande pourquoi l'huile de pétrole
tantôt est inoffensive, tantôt est toxique. On ne peut attribuer
cette différence, sans doute exceptionnelle, qu'à des circonstances
individuelles et inappréciables. Un médecin de Mons n'a jamais
été atteint d'aucune maladie variolique ; dans son enfance on a
essayé vainement de le vacciner, plusieurs tentatives de vaccina-
tion faites pendant le cours de ses études médicales n'ont pas eu
plus de succès ; l'organisation de cet honorable confrère est donc
réfractaire à l'action des virus vaccinal et variolique. Je ne
comprends pas comment ces faits exceptionnels pourraient être
invoqués à l'appui des effets si souvent opposés produits par les
prétendues expériences pathogénésiques, de Hahnemann. Les faits

d'empoisonnement par le pétrole cités par M. Stockman lui procurent l'unique avantage d'ajouter deux pages à son ébauche.

M. Stockman parle des symptômes opposés produits par la prétendue expérimentation hahnemaniénne. Et les symptômes puérils, et les symptômes niais, et les symptômes baroques, et les symptômes grotesques, et les symptômes drôlatiques, M. Stockman oublie d'en parler. Tout cela ne vaut pas les séméiologies de Landré-Bauvais, de Laennec, de Dance, de Double, de Martinet, de Rostan, de Piorry.

Je lis, page 229, une citation incomplète. « L'aveu suivant de « M. Brenier est précieux, dit M. Stockman, mais la conclusion « qu'il en tire est malheureuse. Les faits sont là, « *dit-il* », les « guérisons sont incontestables. » Ce n'est pas moi qui dis : « Les « faits sont là, les guérisons sont incontestables, » ce sont les homœopathes et leurs clients. Voici le passage dont il s'agit, page 99 : « Reste enfin le grand argument, l'*ultima ratio* des homœo- « pathes et de leurs clients : Les faits sont là, les guérisons sont « incontestables. » M. Stockman, en supprimant le commencement de ce passage, lui fait exprimer une pensée qui n'est pas la mienne. Il n'est donc pas sincère.

Je ne sais ce que je dois penser des définitions de Broussais et de Fodéra. « L'art de bercer les malades d'un chimérique espoir. » « L'art de les soulager par la magie de l'espérance. » Il faudrait reproduire les passages dont sont extraites ces définitions. Si elles s'appliquent aux maladies chroniques et incurables, elles sont très justes. L'humanité ne nous ordonne-t-elle pas de cacher aux malades les dangers qui les menacent ?

Je persiste à affirmer que le régime, et par régime, on doit entendre avec tous les médecins l'ensemble des moyens hygiéniques, est la chose importante dans la médecine homœopathique. Les moyens hygiéniques suffisent dans les maladies susceptibles d'une terminaison heureuse et spontanée, ils sont des moyens auxiliaires indispensables dans les maladies qui exigent un traitement actif (voyez le premier aphorisme d'Hippocrate : Oportet autem non modò se ipsum exhibere quæ oportet facientem, sed etiam ægrum, et præsentes, et *externa*.) Au reste, je ne sais ce que M. Stockman entend par régime homœopathique. Il n'existe pas de régime, pas d'hygiène homœopathique. Les moyens hygiéniques mis en usage par les homœopathes sont exposés dans tous les traités d'hygiène et dans les ouvrages de Hahnemann et de ses disciples; (v. Organon, proposition 259 et suivantes. — L. Simon, Commentaire, pages 541-548. — Rucco, médecine de la nature, première partie, pages 14-47.)

« Loin d'exercer sur l'imagination une influence favorable, dit « M. Stockman, l'homœopathie excite de prime abord la défiance « et provoque l'incrédulité. » L'homœopathie n'inspire de la défiance qu'aux incrédules, or ceux qui ne croient pas à l'homœopathie ne consultent pas les médecins homœopathes. Je prie ceux qui nient la fascination que Hahnemann exerçait sur les malades par le regard et par l'expression de la physionomie, d'examiner le portrait de ce personnage placé en tête de la quatrième édition de l'*Organon*. Je leur promets la plus rare des surprises.

Les faits de guérison de scarlatine et de rougeole invoqués par M. Stockman ne prouvent absolument rien, et je le dispense de me donner les noms de ses clients. Ces maladies, même quand elles présentent une certaine gravité, même quand elles s'accompagnent de délire, sont susceptibles d'une guérison spontanée. Tous les médecins ont observé des faits semblables. Le traitement homœopathique n'est en pareil cas qu'un luxe inutile.

M. Stockman cite des cas de guérison homœopathique effectuée sur des chevaux. L'un de ces animaux était atteint « d'une plaie « fistuleuse, avec carie, *disait-on*, d'une des côtes. » *Disait-on* est admirable. On ne sait pas positivement ce qu'on a guéri, car on n'a pas fait de diagnostic. Cela ressemble beaucoup aux guérisons de S.ᵗᵉ-Philomène.

Au dire de M. Stockman, le traitement homœopathique des maladies chirurgicales « trouble mon repos. » Allons donc, racontez vos succès chirurgicaux à vos clients ; quant aux médecins, ils vous répondront par un immense éclat de rire.

Page 234. « Grisselich, dit M. Stockman, admet les doses « infinitésimales. » Réponse de Grisselich lui-même, page 235.

« 6.° Les désignations de billionièmes, trillionièmes, décillio- « nièmes,....... sont tout à fait impropres »

« 7.° Toutes les analogies des qualités des médicaments avec « *les corps impondérables et les miasmes contagieux, toute idée* « *d'infection des véhicules*, ainsi, que celle d'assujétissement des « vertus médicales par la *succession*, tous les *calculs mathéma-* « *tiques* de l'action du médicament, toutes les fables faites à plaisir « pour expliquer la *dissolution de substances insolubles* par la « préparation homœopathique, sont en dehors de la sphère des « réalités. »

M. Stockman est d'une simplicité admirable, il ne veut pas réfuter les raisonnements que j'ai opposés aux principes de l'homœopathie, à l'infinitésimisme, au dynamisme, à l'assimilation de l'action des doses infinitésimales à l'action des corps impondérables et des miasmes contagieux, mais, *risum teneatis*, il cite un passage de Griesselich qui confirme précisément ma réfutation de ces principes. Il est vrai qu'il dit, page 234, que c'est « pour « pour me faire plaisir qu'il donne un sommaire de la doctrine « de Griesselich [1]. » Il est impossible d'être plus naif. Comparez ce passage de Griesselich avec les pages 82 à 88 de mon mémoire, pages 21 à 27 des exemplaires tirés à part. Remarquez aussi que si les explications théoriques de Hahnemann, si la *succussion* par laquelle il développe les propriétés dynamiques, dans les substances médicamenteuses, si *ses calculs mathématiques sont des fables faites à plaisir, sont en dehors de la sphère des réalités*, Griesselich, homœopathe sincère à qui j'ai rendu justice dans mon mémoire, devait en conclure, comme moi, que Hahnemann était un imposteur, que ses ouvrages sont des mystifications, que ses médicaments à doses infinitésimales sont des moyens simulés d'actions. Voilà ce que j'ai affirmé, je maintiens mon affirmation. Les injures ignobles que m'a adressées M. Stockman, il pourrait donc les adresser à Griesselich.

---

[1] M. Stockman, dans son exposé de la doctrine de Grisselich, s'est bien gardé de citer un passage que je vais reproduire, pas précisément dans l'intention de lui faire plaisir

« L'imagination a joué un grand rôle dans l'homœopathie; la foi aveugle « dans la causalité des remèdes fit négliger entièrement ou mal apprécier « les autres influences nuisibles, à part même les impressions psychiques « réelles et les hallucinations du malade. Ainsi, des douleurs et toutes sortes « de sensations extraordinaires peuvent être produites lorsqu'on se les représente vivement à l'imagination, et qu'on fixe toute son attention sur un « organe. Il est une superstition qu'on peut employer comme moyen de « guérison, et qui consiste, à proprement parler, en une croyance exaltée, « dans l'efficacité d'une substance indifférente. Le médecin qui se sert de « cette superstition dans un but d'égoïsme, n'est qu'un charlatan. Au reste, « il est incontestable que, non seulement l'aggravation homœopathique, mais « encore de véritables guérisons ont été déterminées par le secours de l'air, « par l'eau pure, etc. Ici se rapportent toutes les guérisons obtenues avec « des doses fortes et faibles, avec des moyens mal choisis, etc. dont la puis- « sance curative est tout à fait naturelle. »

Les réflexions finales de M. Stockman sont trop curieuses pour ne pas être reproduites textuellement. Les voici sans commentaire :

« Si les homœopathes *rigoureux* voulaient avec Hahnemann ne
« point admettre dans leurs rangs ceux qui se montrent *moins*
« *sévères,* ils ne feraient que se priver d'une bonne partie des par-
« tisans les plus actifs de la doctrine, et *assurer la victoire à leurs*
« *adversaires.* Il deviendrait impossible à tant de médecins qui
« aujourd'hui veulent quitter l'allopathie pour l'homœopathie,
« de *supporter une transition* que la nécessité d'apprendre la
« nouvelle doctrine fait nécessairement *durer des années entières,*
« pendant lesquelles ils sont obligés de suivre *les anciens errements*
« et de se borner à essayer de temps en temps la nouvelle
« méthode, jusqu'à ce qu'ils la connaissent assez pour ne plus
« employer qu'elle. Jamais l'homœopathie n'arriverait *à se con-*
« *cilier la majorité des suffrages* qui lui est indispensable pour
« *s'impatroniser* dans l'état, et *partager les privilèges de l'allo-*
« *pathie.* » Quels déplorables aveux !

Après cette citation, il ne reste plus qu'à faire une croix sur l'ébauche. Que la croix lui soit légère, et qu'elle repose en paix. Ébauche, elle a vécu ce que vivent les ébauches,

L'espace d'un matin.

Dirigeons maintenant notre attention vers des hommes plus sérieux que M. Stockman.

Société médicale homœopathique de Paris.

Séance du 5 décembre 1866.

Rien n'est beau que le vrai.
BOILEAU.

Depuis que mon mémoire a été communiqué à la Société de médecine de Gand, les journaux ont publié le compte-reudu de la Société médicale homœopathique de Paris du 5 décembre 1866. Je voudrais pouvoir le reproduire tout entier ; l'homœopathie jugée par elle-même, voila un évènement qui ne manque pas d'intérêt, et qui me vient merveilleusement en aide dans la lutte que j'ai entreprise. En combattant la doctrine de Hahnemann, je ne m'attendais pas à avoir pour seconds les sommités de l'homœpathie. Si des médecins honorables, si des homœopathes sincères conviennent qu'ils se sont trompés ; s'ils reconnaissent l'inanité de leur doctrine ; si, aux défenseurs des principes de l'homœopathie, ils opposent des doutes ou des dénégations ; s'ils attribuent les guérisons qu'ils ont obtenues à l'expectation, à l'influence des moyens hygiéniques, à la marche naturelle de certaines maladies vers une heureuse terminaison ; on les croira peut-être. Je vais donc reproduire, en les abrégeant, les discours prononcés à la Société médicale homœopathique de Paris. J'espère que les médecins homœopathes qui liront ce compte-rendu ne me reprocheront plus d'avoir jugé trop sévèrement la doctrine de Hahnemann.

M. Léon Simon éprouve une vive émotion en citant ces paroles prononcées par M. Curie à la séance précédente : « Pour mon « compte, *je ne crois pas à l'action des doses infinitésimales, ou* « *tout au moins j'en doute.* » « C'est, dit M. Léon Simon, dire « que leur action n'est pas vraie, c'est *nier toute la tradition* « *homœopathique*, c'est attribuer les succès obtenus dans la « pratique homœopathique *à la marche naturelle de la maladie.* »

M. Curie maintient son appréciation. « J'ai cru, dit-il aux « doses infinitésimales, aujourd'hui, *j'explique autrement* les « faits qui me *paraissaient* militer en leur faveur. De ce que « l'action de ces doses est possible, il ne s'en suit pas *qu'elle soit* « *vraie, ni qu'elle soit démontrée, et comme mon expérience* « *personnelle n'est pas en lenr faveur,* j'attendrai la démons-

« tration à venir ; jusque là, je les tiendrai pour *non actives.*
« .... *Ce ne sont pas les doses infinitésimales*
« *qui agissent dans la guérison d'une maladie , mais bien la*
« *naturè* qui n'est pas entravée, et qui le sera d'autant moins que
« *le remède sera plus nul.* Sur quoi vous basez-vous pour affir-
« mer que c'est à votre remède que vous devez une guérison ou
« une aggravation ? Votre affirmation ne pourra avoir cours dans
« la science que lorsque *vous aurez soumis votre traitement au*
« *criterium du nombre. Un cas isolé a peu de valeur.*

« Avez-vous rempli ces conditions qu'exigent les sciences
« exactes? Où sont ces travaux dont vous parlez? Je ne les connais
« pas moi. *Je ne connais pas une seule maladie dont le traite-*
« *ment homœopathique ait été franchement élucidé*, et si vous
« n'admettez que la symptomalogie, il n'y a pas *un seul groupe*
« *de symptômes nettement déterminé, sur lequel vous soyez*
« *d'accord, ou dont vous ayez formulé le traitement d'une ma-*
« *nière assez précise pour permettre à des médecins bienveillants*
« *de vérifier l'action d'un médicament que vous auriez indiqué ,*
« *ainsi que la dose.*

« Jusqu'à ce que ces conditions de précision aient été remplies,
« soit au point de vue clinique, soit au point de vue physiologique,
« et j'ai le regret de vous rappeler qne vous n'avez pas voulu vous
« prêter à une expérience que vous jugiez vous-même sûre et
« facile; jusque là, je vous demanderai la permission *d'attendre*
« *dans un état de dénégation ou de doute.* »

M. Crétin se rallie à l'appréciation de M. Curie. « M. Curie,
« dit-il, n'admet qu'un doute scientifique, prêt à faire place à
« une conviction contraire, si vous veniez lui apporter des faits
« probants..................... L'article premier du règlement
« autorise la société à admettre dans son sein............ les
« médecins qui *n'admettent la loi des semblables que dans un*
« *certain cercle, et qui n'y voient pas l'alpha et l'omega de la mé-*
« *decine.* Si par le fait qu'on se déclare homœopathe, c'est-à-dire
« qu'on accepte la loi des semblables, on devait être solidaire *des*
« *opinions contradictoires de Hahnemann*, je serais le premier
« à me retirer.

M. Léon Simon se défend de toute pensée d'exclusion , mais il
affirme l'action des doses infinitésimales, et il déclare que que
« *Hahnemann n'a pas dit autant d'erreurs qu'on veut bien lui*
« en *attribuer.* Je n'ai pas accepté, dit M. Léon Simon, de faire

« l'expérience qui m'a été proposée, parce que cela n'aurait servi
« qu'à amener d'autres objections. »

M. Jausset. « L'homœopathie est entrée dans une nouvelle
« phase, dans une phase de critique, non plus de cette critique
« passionnée de nos adversaires, mais d'une critique venant de
« ses amis, critiques bienveillantes qui demandent seulement que
« chaque fait soit soumis à une épreuve plus sérieuse. Je ne
« m'étonne donc pas comme M. Simon que M. Curie ait pu dire
« qu'il lui restait des doutes. En effet, si nous consultons *la ma-*
« *tière médicale* nous y trouvons *un amas diffus de symptômes*
« *nombreux souvent contradictoires ou puérils, un mélange de*
« *symptômes ou cliniques ou pathogénésiques dont la distinction*
« *n'est pas faite.* Si nous examinons maintenant les faits cliniques
« qui ont été publiés, nous y trouvons *un grand nombre d'obser-*
« *vations péchant par la base, c'est-à-dire par le diagnostic, et*
« *montrant souvent à cet égard une ignorance grossière.* Cepen-
« dant, je crois que si on se donne la peine de chercher les
« symptômes de la matière médicale, et de les comparer avec les
« observations toxiques, on peut se convaincre que les observa-
« tions de Hahnemann reposent sur la vérité.

M. Crétin proteste de son respect pour les homœopathes des
anciens jours, malgré *les erreurs évidentes dont on ne peut les
absoudre.* « Ce qu'ils ont pu produire autrefois, dit M. Crétin,
« pourquoi ne le faisons nous plus ? Ils ont pu guérir des maladies
« chroniques graves que les autres avaient abandonnées ; pourquoi
« ne pouvons-nous plus renouveler ces guérisons ? Il me souvient
« d'un de nos anciens en homœopathie, qui me disait, parlant
« de son jeune temps : Nous guérissions alors la phthisie. Mais,
« quand je lui présentais des phthisiques, nous ne recommencions
« plus ces guérisons. Il y avait là un motif pour moi de suspecter,
« non pas la véracité du maître, mais peut-être son enthousiasme
« des débuts. Si maintenant nous sommes obligés de nous en
« rapporter à la littérature homœopathique, *quelle littérature*
« *que celle que M. Simon craint de voir brûler !* Nous y trouvons
« des faits comme ceux-ci : des phthisies au troisième degré gué-
« ries par la pulsatille à la 30ᵉ. (Journal de la société gallicane).
« Nous voyons, à l'aide de la même pulsatille à la 5ᵉ, faire varier
« des présentations dans l'accouchement !

M. Léon Simon. « MM. Devillez et Hureau l'ont vu cent fois.

M. Crétin. « Rien ne serait plus simple alors que de nous en
rendre témoins.

M. Léon Simon. « Est-ce que des médecins allopathes ne font
« pas la même chose avec le seigle ergoté ?

M. Crétin « Je ne nie pas le fait, mais je dis qu'il est difficile
« à admettre. Je ne nie pas, je demande seulement *des preuves*
« avant de croire ; ce que vous avez fait des millions de fois,
« pourquoi ne le faites-vous pas une fois de plus ? Puisque c'est
« si commun, pourquoi refuser de nous le faire voir ? Voilà
« pourquoi je ne comprends pas non plus le refus de M. Simon,
« quand il s'est agi de faire constater à M. Curie l'action de la
« calcarea............ M. Jousset dit qu'il y a des esprits portés au
« doute ; qui nient, là où d'autres croient. Oui, mais il y a aussi
« *des esprits trop crédules.* »

M. Léon Simon convient que les homœopathes ne guérissent
pas « la phthisie, ni les maladies incurables ou un organe est
« détruit, mais ils guérissent les bronchites, les eczema ....
« Une dilution qui peut n'avoir aucune action sur un organisme
« sain peut influencer un organisme malade..........................
« ....

Nous avons du écourter ces citations, nous n'avons reproduit
que les passages les plus saillants. On peut lire le compte-rendu
complet de cette discussion dans plusieurs journaux.

Au moment où je dépose la plume, on m'annonce l'apparition prochaine de lettres, de réponses, de réfutations, de dissertations, de
mémoires (¹) etc., etc. C'est très bien, mais si ces divers écrits ne
sont pas des appréciations de la doctrine de Hahnemann au point
de vue systématique, s'ils ne contiennent pas un examen de cette
doctrine considérée dans son ensemble, un examen de tous les
principes qui la constituent, s'ils ne contiennent pas la réfutation
de tous les raisonnements que j'ai opposés à ces principes, de
tous les arguments que j'ai fait valoir, depuis la première page de
mon mémoire jusqu'à la dernière, s'ils ne contiennent que des
faits de guérison avec offre de certificats, des réfléxions banales
sur le principe des semblables, des hors-d'œuvre, des citations
empruntées aux ouvrages de Messieurs tels et tels, si l'on écrit
pour défendre *l'Organon*, et si l'on ne paraît pas même soup-
çonner l'existence des propositions développées dans *l'Organon*,

---

(¹) Je pourrais maintenant ajouter à cette énumération les réclames ano-
nymes communiquées aux journaux de Mons.

si l'on écrit pour défendre les idées théoriques de Hahnemann, et si l'on ne se donne pas même la peine de mentionner le principe de la force indépendante de la matière, le procédé des trente atténuations, les propriétés dynamiques, les transformations de la psore, de la syphilis et de la sycose, si, sous prétexte de réfutation, on m'adresse des personnalités, alors on voudra bien me dispenser de répondre. Je l'ai dit dans mon mémoire, les succès de scandale me sourient peu, je pourrais ajouter maintenant que les succès de pugilat me sourient moins encore. Dans les discussions scientifiques qui divisent et passionnent les esprits, l'homme qui a le sentiment de sa dignité devrait adopter pour principes : l'indépendance dans la pensée, la justice dans l'appréciation, la modération dans la forme ; et la modération dans la forme n'est pas incompatible avec les excitations de la lutte et l'ardeur des convictions. Les expressions injurieuses peuvent avoir beaucoup de charmes pour certains hommes, mais ce n'est pas dans les sociétés savantes qu'on les entend d'ordinaire, et elles ne déshonorent que ceux qui les prononcent. C'est aux hommes qui transforment les questions scientifiques en questions personnelles que doivent s'appliquer ces paroles de M. Feuillet: « L'injure couvre « toujours le vide de l'esprit et ne prouve jamais rien »[1] Le raisonnement seul est légitime dans les discussions de doctrine. Si mes adversaires peuvent défendre par des raisonnements sérieux les propositions fondamentales de *l'Orgunon*, qu'ils essayent de remplir cette tâche ; s'ils ont le sentiment de leur impuissance, le silence est le seul rôle qui leur convienne.

---

[1] M. Feuillet, dans le passage que je viens de citer, parle des progrès de l'homœopathie « dans toutes les classes sociales, et surtout dans celle des « intelligences d'élite. » J'ai dit ce que je pense de ce privilège intellectuel qu'on accorde aux classes opulentes de la société. Ces idées aristocratiques, si chères aux médecins homœopathes, ne sont plus de notre temps. On peut rencontrer des intelligences d'élite dans toutes les classes de la société. Elles ne sont pas toujours l'apanage de l'opulence, et elles peuvent se révéler ailleurs que dans les châteaux et les palais.

R. F.

www.ingramcontent.com/pod-product-compliance
Lightning Source LLC
LaVergne TN
LVHW010233060726
842519LV00014B/1226